E. M. GENIUSZ
Chef de l'Usine des Eaux
et du Laboratoire de Surveillance bactériologique
à la Compagnie du Canal Maritime de Suez
à Port-Saïd.

INSTRUCTIONS POUR AIDES-OPÉRATEURS

DES LABORATOIRES DE

SURVEILLANCE BACTÉRIOLOGIQUE DES EAUX

AU POINT DE VUE DES

CULTURES ET RECHERCHES QUANTITATIVES

DE BACTÉRIES ET BACILLES COLI

A. MALOINE ET FILS, ÉDITEURS
27, RUE DE L'ÉCOLE-DE-MÉDECINE, 27
PARIS, 1917

E. M. GENIUSZ

Chef de l'Usine des Eaux
et du Laboratoire de Surveillance bactériologique
à la Compagnie du Canal Maritime de Suez
à Port-Saïd.

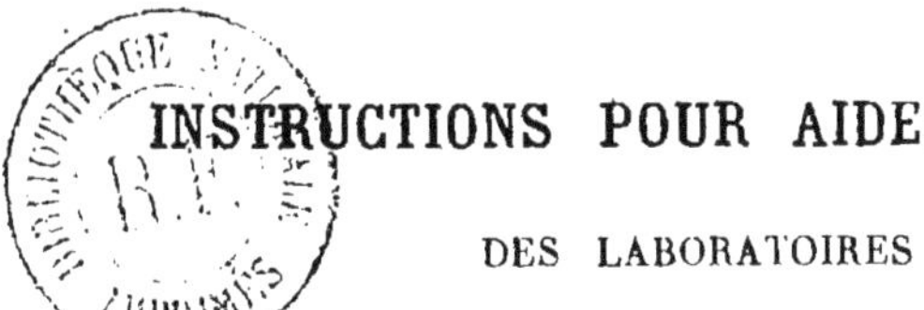

INSTRUCTIONS POUR AIDES-OPÉRATEURS
DES LABORATOIRES DE
SURVEILLANCE BACTÉRIOLOGIQUE DES EAUX
AU POINT DE VUE DES
CULTURES ET RECHERCHES QUANTITATIVES
DE BACTÉRIES ET BACILLES COLI

A. MALOINE ET FILS, ÉDITEURS

27, RUE DE L'ÉCOLE-DE-MÉDECINE, 27

PARIS, 1917

TABLE DES MATIÈRES

I. — Préparation du bouillon de gélose (*Agar-Agar*) pour culture des bactéries

II. — Préparation du bouillon d'Endo-Agar pour culture de bacilles coli

LABORATOIRES
DE L'INSTITUT D'HYGIÈNE
—
DIRECTION

Le Caire, le 15 Août 1917.

Cher Monsieur,

J'ai pris connaissance, avec le plus vif intérêt, du Recueil des différentes méthodes actuellement en usage dans le laboratoire de l'Usine des Eaux de la Compagnie du Canal Maritime de Suez, à Port-Saïd, que vous avez bien voulu me soumettre par votre honorée du 3 courant.

En vous proposant de le faire imprimer sous la forme d'« Instructions pour Aides-Opérateurs des Laboratoires de surveillance bactériologique des eaux, au point de vue des cultures et recherches quantitatives de bactéries et bacilles coli », je considère que vous avez eu une excellente idée que, pour ma part, je ne puis qu'encourager.

Je pense, en effet, que ces instructions, telles qu'elles sont présentées, sous une forme plutôt élémentaire, mais cependant, assez détaillée, pourront guider, sans hésitation, un aide-opérateur; je pense aussi, qu'elles pourraient être d'une grande utilité, non seulement dans les laboratoires de la Compagnie du Canal Maritime de Suez, mais aussi, dans d'autres laboratoires qui se livrent à des travaux analogues.

Recevez, cher Monsieur, l'expression de mes sentiments les meilleurs.

Charles Todd,
Directeur.

INSTITUT PASTEUR
25, rue Dutot, XVe

Paris, le 8 Septembre 1917.

Cher Monsieur,

J'ai lu avec beaucoup d'intérêt vos « Instructions pour Aides-Opérateurs de surveillance bactériologique des eaux. »

C'est un exposé clair, précis et complet de toutes les manipulations nécessaires pour se rendre compte de l'état de pureté bactériologique des eaux à examiner, qui sera un guide précieux dans tout laboratoire de ce genre.

Veuillez me croire votre bien devoué

DANYSZ.

I. Préparation du bouillon de gélose (*Agar-Agar*) pour culture de bactéries

Bouillon

Pour préparer environ 2 litres de bouillon, on verse 2 litres d'eau sur 1 kilogramme de viande bien dégraissée et hachée fin, dans un matras qu'on bouche au coton. On agite le matras pour bien faire le mélange et on le met dans une glacière pour dix-huit à vingt-quatre heures.

Au bout de ce temps, on exprime le jus, à travers de la gaze, dans un matras qui est mis et tenu pendant une heure pour stérilisation et précipitation, dans l'autoclave à robinet ouvert, porté à la température de 100°.

On procède ensuite aux opérations suivantes :

Filtrage sur papier dans un ballon de 3 litres et demi.

Pesage et addition de :

Sel marin	10 gr.
Peptone en poudre.	20 »
Gélose en poudre.	40 »

Stérilisation nouvelle de ce mélange dans l'autoclave à 115° pendant trois quarts d'heure.

Titrage de l'alcalinité

La gélose ainsi préparée est toujours acide, qualité contraire aux conditions propices pour les cultures. Pour en neutraliser l'acidité, on en prélève 10 c. c. et on les verse dans 20 à 30 c. c. d'eau chaude bouillie. Cette solution est essayée au papier tournesol rose. Tant qu'il n'y a pas de réaction alcaline bleuâtre, on y ajoute goutte à goutte, au moyen d'une burette automatique graduée, de la soude normale au 1/10 (NaCH) N/10, en activant la solution avec un agitateur, jusqu'à ce qu'elle commence à faire bleuir le papier tournesol rose[1]. A cet instant la neutralisation de l'acidité est obtenue et on lit sur le tube gradué de la burette la quantité de soude au 1/10e qui a été employée pour l'obtenir.

Si 10 c. c. de gélose ont été neutralisés avec 1,5 c. c. de soude normale au 1/10e pour neutraliser 2 litres, c'est-à-dire 2 000 c. c. ou 200 fois 10 c. c., il faudra 200 fois 1,5 c. c., soit 300 c. c. de soude au 1/10e, ce qui fait 30 c. c. de soude normale.

Mais la gélose pour être propice à la culture de bactéries demande une alcalinité de 1 p. 100, soit 20 c. c. de soude normale pour 2 litres de bouillon.

1. Le papier tournesol employé à cet effet doit être celui préparé spécialement avec du papier à écrire, vu que le papier tournesol ordinaire vendu pour des usages chimiques n'est pas suffisamment sensible.

En somme, pour avoir l'alcalinité convenable de 2 litres de gélose propre à la culture de bactéries, il faut y additionner :

1° La quantité de soude normale nécessaire pour neutraliser son acidité naturelle, soit dans l'exemple considéré ci-dessus. . . . . 30 c. c.

2° 1 p. 100 de soude normale pour titrage alcalin propice à la culture de bactéries, soit pour 2 lit. 20 c. c.
en tout 50 c. c. de soude normale pour 2 litres de bouillon de culture.

Distribution en tubes

L'alcalinité convenable ayant été ainsi déterminée, on filtre le bouillon sur du coton dans un entonnoir à réchauffement, puis, après l'avoir réchauffé de nouveau à l'autoclave, on le verse dans un entonnoir globiforme pour l'empêcher de refroidir, et on le distribue dans des tubes éprouvettes à raison de 10 c. c. environ par tube.

Avant et après le remplissage, les tubes doivent être stérilisés. Bouchés au coton avec leur contenu ils sont prêts pour les ensemencements et gardés en réserve à l'abri de la lumière.

On obtient 160 à 180 tubes avec la préparation faite suivant les proportions sus-indiquées.

Stérilisation de la verrerie

Toute verrerie employée pour prélèvements d'eaux et

ensemencements de bactéries, doit être stérilisée au four Pasteur à 180° C. pendant une heure, et laissée ensuite, pour refroidir, dans le four fermé.

Toute verrerie lavée doit être égouttée et portée à la stérilisation à l'état sec.

Les flacons de 60 c. c. destinés aux prélèvements des échantillons d'eaux seront mis au four horizontalement dans leurs boîtes métalliques et avec leurs bouchons desserrés.

Les boîtes de Pétri, placées par batteries dans leurs boîtes métalliques spéciales, doivent être séparées les unes des autres par du papier d'amiante pour éviter les rayures.

Les pipettes, enfermées aussi dans des boîtes métalliques de longueur convenable, doivent être garnies de petits bouchons de coton du côté de l'aspiration.

Une stérilisation n'est valable que pour deux ou trois jours. Au bout de ce temps les objets stérilisés doivent être considérés comme ayant perdu leur stérilité.

Les tubes éprouvettes, bouchés au coton, sont stérilisés à l'autoclave à 115° C. pendant trois-quarts d'heure, durant la préparation du bouillon, peu de temps avant leur emploi.

Prélèvements

Matériel. — Caisse à prélèvements, avec compartiments pour contenir :

Flacons en verre de 60 centimètres cubes, bouchés à émeri, stériles, contenus presque sans jeu dans des boîtes métalliques numérotées, également stériles ;

Lampe Eolipyle Paquelin pour flamber sur place ;

Essence de pétrole, alcool, allumettes ;

Pinces en nickel.

Opération. — Les prélèvements doivent se faire de bon matin, avant que le soleil ait pleinement influencé les sources auxquelles on prend des échantillons.

L'aide ouvre la boîte à l'abri du vent, évitant les poussières, allume la lampe, puis prend une boîte à flacon d'une main, de l'autre en enlève le couvercle, et la présente à l'opérateur.

L'opérateur a placé d'abord convenablement la lampe allumée, ensuite il s'arme de deux pinces de nickel qu'il flambe au jet de la lampe, de l'une d'elles il saisit par le goulot le flacon qu'il sort de la boîte présentée, de l'autre il en enlève le bouchon, puis il flambe l'orifice du flacon débouché qu'il plonge de suite dans l'eau à prélever au-dessous de sa surface, le goulot contre le courant.

Le flacon rempli est rebouché après flambage de l'orifice et du bouchon, et remis dans sa boîte métallique, toujours au moyen des pinces.

L'aide remet le couvercle sur la boîte, la replace dans la caisse et porte le tout au laboratoire pour ensemencements immédiats.

Pour les prélèvements au robinet, stériliser soigneusement celui-ci en le chauffant fortement à l'intérieur et à l'extérieur, et laisser couler l'eau au moins un quart d'heure avant de prélever.

Lorsqu'on a à faire des prélèvements dans des tubes scellés, destinés à voyager pour des ensemencements ultérieurs, on en entame à la lime la partie mince avant de les plonger dans l'eau où l'on casse l'extrémité entamée. Celle-ci est ressoudée à la lampe après remplissage très complet du tube, ne laissant pas d'espace pour l'air.

Les tubes ainsi préparés sont gardés dans une boîte à glace jusqu'à leur emploi.

Nota. — Pour les prélèvements à Ismailia et à Suez, destinés au laboratoire de Port-Saïd, ce dernier expédie chaque vendredi à midi des caisses spéciales, contenant chacune un coffret avec douze boîtes stérilisées avec leurs flacons. Les prélèvements dans ces villes sont faits le lundi matin et remis dans les mêmes caisses. Celles-ci sont bourrées de glace dans les espaces ménagés autour des coffrets et réexpédiées par le premier train du matin, de façon à parvenir entre midi et une heure à Port-Saïd où les prélèvements en ville sont faits le même jour et permettent ainsi de donner une valeur comparative aux indications bactériologiques pour les eaux des trois villes de l'Isthme.

En même temps que les caisses, qui font le va-et-vient,

sont remises à la gare, leurs bulletins d'expédition adressés aux Chefs des sections sont portés à la poste. C'est à cause des retards à l'arrivée de ces bulletins aux destinataires et des jours de chômage dans l'intervalle que, pour être de retour le lundi, les caisses doivent être expédiées de Port-Saïd le vendredi.

Ensemencements

Matériel :

Tubes de gélose stériles ;

Boîtes de Pétri stériles ;

Pipettes graduées stériles ;

Etiquettes et crayon ;

Bain-marie avec crépine à fond indépendant et un thermomètre ;

Lampe Primus à un brûleur ;

Lampe à alcool ;

Pince en nickel ;

Deux supports pour tubes à gélose ;

Verres à pied pour pipettes usées ;

Panier en fil de fer pour tubes vidés.

Opération. — Le laboratoire doit être fermé pour n'offrir ni courant d'air, ni poussières.

On prend autant de tubes de gélose stérilisés, préparés d'avance en réserve, qu'on a d'échantillons d'eaux à analyser, et on les répartit dans la crépine du bain-marie chauffé de 90° à 95° c. Une fois la gélose fondue, on refroidit le bain-marie jusqu'à 45°, limite de la liquidité de la gélose, afin que celle-ci ne soit pas mise en usage avec une température préjudiciable aux bactéries.

Pendant cette préparation, on range à gauche de l'opérateur autant de boîtes Pétri de forme haute, stérilisées d'avance, qu'on a d'échantillons d'eaux à examiner, et qu'on a rangés à droite. On munit les boîtes de Pétri d'étiquettes datées du jour, portant les mêmes désignations que les échantillons, et on les range dans le même ordre que ces derniers.

Au moyen d'une pipette stérilisée, prise devant lui à gauche et flambée à la lampe à alcool qu'il a devant lui, l'opérateur aspire 1 centimètre cube d'eau dans le flacon que lui présente son aide après l'avoir débouché dans sa boîte avec une pince de nickel flambée.

Pendant que l'opérateur laisse couler dans la boîte de Pétri correspondante à l'échantillon, et entr'ouverte juste pour le permettre, le contenu de sa pipette, qu'il dépose celle-ci dans le verre à pied devant lui à droite, et en prend une autre stérilisée pour l'opération suivante : l'aide a rebouché le flacon avec son bouchon flambé, a remis le couvercle sur sa boîte, rangé celle-ci à sa place en vue d'autres ensemencements, et présenté l'échantillon suivant à l'opérateur.

Aussitôt tous les échantillons distribués ainsi dans les boîtes de Pétri correspondantes, l'aide place devant l'opérateur le support avec un certain nombre de tubes de gélose vers la limite de solidification. L'opérateur les prend un à un, en enlève le bouchon de coton, en flambe l'orifice et en verse le contenu dans les boîtes de Pétri qui viennent d'être préparées, en en soulevant à peine le couvercle. Il dépose ensuite le tube vide dans un panier en fil de fer et prend soin de bien faire le mélange de l'eau avec de la gélose, en donnant à la boîte, de ses deux mains, une légère inclinaison dans tous les sens par un mouvement rotatoire. La gélose ainsi ensemencée se prend presque aussitôt après avoir été étendue sur toute la surface de la plaque.

Incubation

La gélose ensemencée étant prise, on range les plaques de Pétri par piles en les renversant sens dessus dessous, de façon à éviter la chute sur la gélose des gouttelettes de condensation qui se forment sur l'intérieur des couvercles, ce qui pourrait modifier les conditions du développement des bactéries.

Entre les boîtes empilées on interpose des rondelles de zinc munies de papier d'amiante pour empêcher les fonds des boîtes de se rayer et de rendre ainsi difficile la numération des colonies développées.

Les piles sont ensuite enfermées, à l'abri de la lumière, dans une étuve à deux compartiments, munie d'un thermomètre, avec l'attention de ne mettre dans chaque compartiment que les plaques de la même date.

Les plaques ensemencées sont gardées dans l'étuve pendant vingt-quatre heures, à une température de 37° C.

Nota. — Le laboratoire de Port-Saïd se sert, pour l'incubation, d'une étuve Cornil et Babès à laquelle on a adapté un régulateur à mercure. Le mode le plus simple pour y maintenir une température constante, a été obtenu au moyen des veilleuses sur de l'huile de ricin pour une incubation équivalente de quarante-huit heures entre 30° et 32° C.

Numération

Au bout de vingt-quatre heures de séjour dans l'étuve, on en sort les boîtes de Pétri et l'on compte les petits cercles nets et réguliers apparus dans la pâte de la gélose : ce sont les colonies développées par chaque bactérie de l'eau incorporée dans le bouillon.

Si les cercles ne sont pas nets, s'il y a des formations étendues et irrégulières de forme, s'il y a une multitude de points serrés occupant une partie ou toute la surface de la gélose, ce sera la preuve d'une stérilisation défectueuse du bouillon ou de la verrerie.

Pour faciliter la numération, on pose les boîtes de Pétri sur la plaque noire quadrillée du multiplicateur

Wolfhügel, et on fait le compte carré par carré en s'aidant d'une loupe à main.

Autant que possible le nombre de colonies sur une plaque de culture ne doit pas dépasser 200.

Pour les eaux très chargées en bactéries le mode le plus pratique et généralement suivi est de n'en ensemencer qu'un 1/10e de c. c. et de multiplier par 10 le résultat de la numération pour obtenir le nombre de bactéries par centimètre cube.

Préparation de la soude normale NaOH — N

On appelle soude normale une solution de soude caustique qui neutralise un volume égal d'acide sulfurique So^4H^2 normal. On la prépare de la façon suivante :

Dissoudre 80 grammes environ de soude caustique en cylindres (épurée à l'alcool) dans 1 litre d'eau distillée, en agitant le tout dans un ballon.

Remplir avec cette solution une burette graduée à robinet, jusqu'à son zéro.

On verse ensuite dans un verre 20 centimètres cubes d'acide sulfurique normal, on y ajoute une goutte de solution aqueuse à 0,1 p. 100 de métylorange ; on place ce verre sous la burette à soude dont on fait tomber la solution goutte à goutte dans l'acide sulfurique qu'on agite avec un agitateur, jusqu'à la goutte qui produise une coloration rouge foncé fixe qui indique que l'acide sulfurique est neutralisé par la soude.

On lit alors sur la burette le nombre de centimètres cubes de solution de soude écoulée pour neutraliser les 20 c. c. d'acide sulfurique en opération. Supposons qu'on y lise 12 c. c., cela voudra dire que la solution de soude employée est trop forte, car pour être normale il en faudrait 20 c. c. pour neutraliser à volume égal les 20 c. c. d'acide sulfurique; il lui manque donc 8 c. c. d'eau qui, ajoutés aux 12 c. c. employés, feraient un volume de 20 c. c., égal à celui d'acide sulfurique neutralisé, et constitueraient une solution de soude normale.

Si donc pour avoir 20 c. c. de soude normale, nous devons ajouter 8 c. c. d'eau distillée à 12 c. c. de notre solution caustique, pour obtenir 50 fois plus de soude normale, c'est-à-dire $20 \times 50 = 1\,000$ c. c. = 1 litre, nous aurons à ajouter 50 fois 8 c. c. d'eau = 400 c. c. à 50 fois 12 c. c. de solution caustique préparée = 600 c. c., soit :

$$400 + 600 = 1000 \text{ c. c.} = 1 \text{ litre de soude normale.}$$

Pour présenter le problème sous une forme plus générale, admettons qu'il s'agit de transformer en soude normale toute la solution caustique que nous avons préparée avec 80 grammes de soude épurée et 1 litre d'eau distillée, et qu'elle présente un volume de 1 064 c. c.. Supposons, en outre, que nous avons neutralisé 20 c. c. d'acide sulfurique normal avec 12,8 c. c. de notre solution de soude. Nous aurions donc à ajouter 7,20 c. c. à ces 12,8 c. c. pour former une solution normale de

20 c. c. qui neutralise le même volume d'acide sulfurique normal.

Si donc pour avoir 20 c. c. de solution normale, nous devons ajouter à 12,8 c. c. de notre solution caustique 7,2 c. c. d'eau, à 1 c. c. de cette solution nous n'aurions à ajouter que $\frac{7,2}{12,8}$ et à 1064 nous aurions à ajouter $\frac{7,2}{12,8} \times 1064 = 598,5$ c. c. d'eau distillée.

Pour préparer la solution de soude normale au dixième NaOH N/10 il faut prendre 10 p. 100 de solution normale NaOH. N, avec 90 p. 100 d'eau distillée.

II. Préparation du bouillon d'Endo-Agar pour culture de bacilles coli

Bouillon

Introduire dans un matras avec 1 litre d'eau :

1° Agar (gélose).	40 gr.
2° Chlorure de sodium (sel marin).	5 »
3° Peptone en poudre.	10 »
4° Extrait de viande Liébig. . . .	10 »

L'extrait de viande doit être pesé dans un verre, puis délayé avec un peu d'eau chaude.

Lorsque le tout est bien mélangé, on le chauffe à l'autoclave à 105° C. pendant une heure, et on le filtre à chaud sur un tampon de coton (le filtrage sur papier ayant une durée prolongée qui occasionne l'épaississement de la préparation).

A ce liquide filtré et chaud, on ajoute peu à peu une solution de carbonate de soude à 10 p. 100 jusqu'à ce qu'on obtienne une réaction légèrement alcaline (faible bleu sur papier tournesol).

On ajoute alors 10 grammes de sucre de lait (lactose) et 10 c. c. d'une solution à 10 p. 100 de cristaux de carbonate de soude dans l'eau distillée bouillante.

Lorsque la lactose est bien dissoute, on ajoute au bouillon 5 c. c. d'une solution alcoolique de fuchsine, et on l'agite pour obtenir une coloration homogène. Quand celle-ci est faite, on y verse 18 c. c. d'une solution à 10 p. 100 en eau distillée de sulfite de soude anhydre Lumière, préparée au moment de l'usage. Cette solution fait disparaître presque complètement la coloration rouge de la fuchsine, dont il ne doit rester qu'une teinte rose pâle.

L'Endo-Agar est terminé. Il ne reste plus qu'à le distribuer dans des tubes éprouvettes stériles par quantités de 20 c. c. environ, boucher ces tubes au coton et les stériliser à nouveau pendant trois quarts d'heure dans l'autoclave à 100° C. robinet ouvert.

On les conserve à l'abri de la lumière, dans un endroit frais, de préférence dans une glacière.

L'Endo-Agar un peu ancien est préférable à l'usage, car il donne une coloration plus accentuée aux colonies bactériennes. Aussi faut-il s'arranger pour en avoir toujours de trois à quatre semaines d'attente.

Nota. — Le laboratoire de Port-Saïd n'ensemençant que douzes plaques par semaine, la préparation d'un litre d'Endo-Agar suffit pour les opérations de 1 mois.

Ensemencements

Liquéfier au bain-marie bouillant autant de tubes

d'Endo-Agar qu'on a d'ensemencements à faire, puis les refroidir en ramenant la température du bain entre 45° et 50° C.

On les prend ensuite un à un, on en enlève le bouchon de coton, on en flambe l'orifice et l'on en verse le contenu dans des boîtes de Pétri de forme basse, stériles et étiquetées, qu'on laisse découvertes, emboîtées dans leur couvercle en dessous, au frais ou sur plaque réfrigérante, jusqu'à la solidification du bouillon, en les couvrant d'une feuille de papier pour protéger contre les poussières.

La solidification faite, on prend avec pipette stérile, dans un flacon débouché avec une pince flambée, 4 c. c. d'eau à examiner qu'on verse sur la plaque d'Endo-Agar et qu'on étend avec un fil de platine flambé, de façon à en mouiller toute la surface. Cette opération est répétée sur une seconde plaque pour chaque échantillon d'eau, à cause de la convention générale adoptée par les laboratoires d'opérer les cultures de bacilles coli sur 8 c. c. d'eaux, fractionnés en deux fois pour meilleures conditions de dessiccation et de résultats probables.

Les plaques mouillées sont placées, toujours découvertes, avec leurs couvercles en dessous, dans un séchoir à courant d'air chaud de 42° à 45° C. On les surveille pour retirer au fur et à mesure celles qui sont desséchées, les recouvrir et les mettre, renversées, dans une étuve entretenue à une température de 42° à 43° C., à l'abri de la lumière, pour une incubation de quarante-huit heures.

Nota. — En raison de l'humidité de la région, le séchoir du laboratoire de Port-Saïd est disposé pour la dessiccation au moyen du chlorure de chaux de l'air à chauffer.

Pour l'incubation, on y a adopté l'étuve d'Arsonval à régulateur et à chauffage par une lampe à pétrole.

Numération

La présence des bacilles coli est révélée par la formation des colonies fortement colorées en rouge, mais spécialement distinguées des autres par un reflet vert très net, dû à la coloration caractéristique de la fuchsine.

Il est très important d'examiner les plaques après vingt-quatre d'incubation et de marquer sur le revers du fond de la boîte les colonies de bacilles coli déjà apparues, car il y en a qui perdent leur reflet vert au bout de quarante-huit heures, et, néanmoins, il doit en être tenu compte dans la numération totale.

Préparation de la solution alcoolique de la fuchsine

Dans une éprouvette graduée de 100 c. c. et bouchée à émeri, on met 10 grammes de fuchsine en poudre grossière et on verse de l'alcool jusqu'au trait 100, vingt-quatre heures avant l'emploi de la solution. On agite l'éprouvette fréquemment pour bien dissoudre la fuchsine, mais on la laisse en repos pendant une dizaine d'heures avant l'emploi.

Préparation du carbonate de soude au 1/10e

On peut en préparer une certaine quantité pour deux ou trois mois, mais il faut faire la solution dans l'eau distillée bouillante, et la réchauffer à 90° environ au moment de s'en servir.

IMPRIMERIE DE J. DUMOULIN, A PARIS